BEI GRIN MACHT SICH IHR WISSEN BEZAHLT

Qualitätsmanagement in Rehakliniken

Testtheorie und Testkonstruktion

Katharina Gross

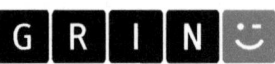

Bibliografische Information der Deutschen Nationalbibliothek:

Die Deutsche Nationalbibliothek verzeichnet diese Publikation in der
Deutschen Nationalbibliografie; detaillierte bibliografische Daten sind
im Internet über http://dnb.d-nb.de abrufbar.

ISBN: 9783346336040
Dieses Buch ist auch als E-Book erhältlich.

Druck und Bindung: Books on Demand GmbH, Norderstedt Germany
Gedruckt auf säurefreiem Papier aus verantwortungsvollen Quellen

Das vorliegende Werk wurde sorgfältig erarbeitet. Dennoch
übernehmen Autoren und Verlag für die Richtigkeit von Angaben,
Hinweisen, Links und Ratschlägen sowie eventuelle Druckfehler keine
Haftung.

Das Buch bei GRIN: https://www.grin.com/document/981216

Hausarbeit

Testtheorie und Testkonstruktion

Aufgabe A

SRH Fernhochschule – The Mobile University

Modul:	Testtheorie und Testkonstruktion
Studiengang:	B. Sc. Psychologie

Vorgelegt von:	Katharina Gross

Inhaltsverzeichnis

Abkürzungsverzeichnis

EOP   Ereignisorientierte Patientenbefragung

Abbildungsverzeichnis

Tabellenverzeichnis

1 Einleitung

Die Patientenzufriedenheit genießt einen hohen Stellenwert. Erkennen lässt sich dies daran, dass sowohl (Reha-) Kliniken als auch fachärztliche Praxen auf ihren Webseiten die ständige Evaluation und hohe Zufriedenheit ihrer Patienten hervorheben. Seit dem Beginn der Gesundheitsreform in den 1990er Jahren und der damit einhergehenden kostendämpfenden und pauschal vergütenden Gesundheitspolitik ist die Bedeutung der Qualitätssicherung im Gesundheitswesen gestiegen. Krankenhäuser und niedergelassene Ärzte stehen unter einem zunehmenden Wettbewerbsdruck. Damit die Kostendämpfung nicht zu Lasten einer schlechteren Behandlungsqualität geht, hat die Politik gesetzliche Maßnahmen zur Qualitätssicherung verabschiedet. Im fünften Sozialgesetzbuch (SGB V) ist verankert, dass die Institutionen sowohl zu einem internen Qualitätsmanagement als auch zu einer Beteiligung an einrichtungsübergreifender externer Qualitätssicherung verpflichtet sind (§ 135a SGB V) (Bundesgesundheitsministerium, Qualitätssicherung, 2020). Umfragen zur Patientenzufriedenheit sind folglich ein Teil gesetzlicher Rahmenvorgaben, jedoch auch eine Folge des steigenden Wettbewerbs der Kliniken und Praxen.

Das erste Kapitel dieser Hausarbeit widmet sich der Annäherung an den Themenkreis der Zufriedenheit und dem besonderen Segment der Patientenzufriedenheit. Dabei erfolgt eine Betrachtung, wie sich ein mehrdimensionales Konstrukt wie das der (Patienten-) Zufriedenheit mittels wissenschaftlicher Theorien benennen lässt und welche Herausforderungen damit verbunden sind.

Im praktischen Teil der Arbeit wird anhand eines konkreten Beispiels das Forschungsdesign für einen Fragebogen für „Kinder-Rehabilitanden" bzw. deren Eltern erläutert. Im Mittelpunkt steht dabei die Konzeption der Fragebogen-Indikatoren und -Items. Im Anschluss an den Aufbau des Erhebungsinstruments wird das Pretest-Verfahren beschrieben, das ein neu konzipierter Fragebogen durchlaufen muss, bevor die Hauptstudie starten kann. Anknüpfend daran erfolgt eine Beschreibung der Datenanalyse und -Interpretation, bevor nach einem kritischen Fazit die Arbeit mit einer inhaltlichen Zusammenfassung und einem Ausblick endet.

2 Theorieteil

2.1 Das Konstrukt der Zufriedenheit

Die Zufriedenheit setzt sich aus der Differenz eines subjektiv wahrgenommenen Ist-Zustands und einem erwarteten Soll-Zustand zusammen. Folglich handelt es sich um eine emotionale Reaktion auf einen kognitiven Vergleich, der entweder „zufriedenstellend" ist oder nicht. Wird ein erwarteter Soll-Zustand oder eine erwartete Leistung nicht erbracht, resultiert die Ausprägung der Unzufriedenheit in unterschiedlichen Graden. Nach Bruggemann (1974, S. 283) lässt sich Zufriedenheit in sechs unterschiedliche Formen differenzieren:
Die progressive Zufriedenheit zeichnet sich zum einen durch die Befriedigung von Bedürfnissen und Erwartungen aus. Zum anderen geht mit ihr der Wunsch und/oder die Erwartung einher, weitere, neue Ziele zu erreichen. Unter der stabilisierenden Zufriedenheit wird neben der Befriedigung von Bedürfnissen und Erwartungen auch verstanden, dass Erreichtes gewahrt werden soll. Die resignative Zufriedenheit liegt vor, wenn die Ansprüche (Erwartungen) herabgesetzt werden. Das Erreichen des Sollzustands wird i. d. R. einfacher, jedoch verschwimmt die Grenze hier zwischen Befriedigung und Kompromiss. Die Pseudo-Zufriedenheit ist das Ergebnis einer Problemverdrängung und Verfälschung der Situation. Erscheint die Unzufriedenheit aussichtslos, d. h., werden keine Verbesserungsmöglichkeiten gesehen, liegt eine fixierte Unzufriedenheit vor. Wird die Unzufriedenheit jedoch mit der Aktivität und der Initiative verknüpft, dass sie überwunden werden kann, handelt es sich um eine konstruktive Unzufriedenheit.

Art der Zufrieden-heit	Merkmale
Progressive Zufriedenheit	a) Befriedigung von Bedürfnissen und Erwartungen b) Zusätzlich neue, weitere (höhere) Ziele
Stabilisierende Zufriedenheit	a) Befriedigung von Bedürfnissen und Erwartungen b) Wahrung des Erreichten

Resignative Zufriedenheit	Befriedigung von Bedürfnissen im Zuge der Herabsetzung von Ansprüchen
Pseudo-Zufriedenheit	„Scheinbare" Befriedigung von Bedürfnissen aufgrund von Problemverdrängung und Situationsverfälschung
Fixierte Unzufriedenheit	Die Veränderung von Unzufriedenheit hin zu einer Befriedigung von Bedürfnissen erscheint aussichtslos.
Konstruktive Unzufriedenheit	Die Unzufriedenheit kann durch Initiative/Ideen überwunden werden.

Tabelle 1: Differenzierung der Zufriedenheit

(Quelle: Eigene Darstellung nach Bruggemann (1974, S. 283))

2.2 Das Konstrukt der Patientenzufriedenheit

Patientenbefragungen werden im Zuge des Qualitätsmanagements als Steuerungsinstrument routinemäßig in Krankenhäusern eingesetzt (Pawils, Trojan, Nickel, Bleich, 2012, S. 1183). Dennoch liegt für das mehrdimensionale Konstrukt „Patientenzufriedenheit" keine eindeutige und allgemeingültige Definition vor. Dies hängt mit verschiedenen Ansätzen der Beschreibung, wodurch die Zufriedenheit von Patienten entsteht, zusammen. So sehen Zetkin und Schaldach (1999, S. 1518 zit. nach Porst, Neugebauer, 2001, S. 3) in der Patientenzufriedenheit einen Ausdruck dessen, wie die „soziale Qualität und medizinische Betreuung" beurteilt werden. Maßgeblich für die Zufriedenheit der Patienten ist die Kommunikationsfähigkeit zwischen Arzt und Patient. Dabei ist v. a. bedeutsam, wie die Betroffenen über die Entstehung und den Verlauf informiert und in die Therapie (-planung) miteinbezogen werden.

Der Begründer der Qualitätssicherung und „Advokat der Patientenbewegung" (Williams, 1994) Donabedien beschreibt eine Theorie, die fast allen Erklärungsmodellen zur Patientenzufriedenheit zugrunde liegt:

„Client satisfaction is of fundamental importance as a measure of quality of care because it gives information on the providers' success at meeting those client values and expectations which are matters on which the client is the ultimate authority. The measurement of satis- faction is, therefore, an important tool for research, administration and planning." (Donabedian, 1980, S. 25).

Der Patient bewertet, ähnlich wie ein kritischer und informierter Kunde, vor dem Hintergrund seiner Wahlmöglichkeiten und Erwartungen die Prozesse, Strukturen und Akteure der Behandlung. Wie bei Konsumenten von wirtschaftlichen Gütern oder Dienstleistungen prüft der Patient, inwiefern die Erwartungen an seine Behandlung erfüllt oder unerreicht geblieben sind. Zwischen den Erwartungen und der erfahrenen Realität wird eine Relation gebildet, die sich im Ausmaß der (Un-) Zufriedenheit ausdrückt (Jacob, Bengel, 2000, S. 281-284).

Im Hinblick auf die Aufgabenstellung sollen nun die Ausführungen von Blum (1998) näher dargelegt werden. Zunächst gliedert sich die Messung der Patientenzufriedenheit in drei Ebenen: Die Strukturebene zielt auf die Voraussetzungen für eine hochwertige Leistungserbringung ab. Dazu gehören bspw. die Anzahl und die Qualifikation der Mitarbeiter, die finanzielle und strukturelle Ausstattung einer Einrichtung oder der Organisationsaufbau bzw. -ablauf. Diese genannten Aspekte sind zunächst losgelöst von einer konkreten Behandlung zu betrachten.

Die Prozessqualität beschäftigt sich hingegen mit den behandlungsabhängigen Komponenten, also der technischen Qualität der Behandlung und auch den nicht-medizinischen Versorgungsabläufen.

Mit der Ergebnisqualität werden zuletzt die technische Versorgungsqualität und die medizinische Behandlung eruiert.

Blum (1998, zit. nach Porst, Neugebauer, 2001, S. 4-5) führt weiter aus, dass die Patientenzufriedenheit mittels Evaluationsmodelle und/oder Diskrepanzmodelle ermittelt werden kann.

Ebene	Inhalte
Struktur-ebene	**Personale Elemente:**
	Anzahl der Mitarbeiter, Qualifikation der Mitarbeiter
	Materielle Elemente:
	Finanzielle und infrastrukturelle Ausstattung
	Organisatorische Elemente:
	Organisationsaufbau und -planung
Prozessebene	Technische Qualität der Behandlung und nicht medizinische Aspekte des Versorgungsablaufs
Ergebnisqualität	Ergebnis der medizinischen Behandlung

Tabelle 2: Drei Ebenen der Patientenzufriedenheit

(Quelle: Eigene Darstellung nach Porst, Neugebauer (2001, S. 3-4))

Für die Messung der Patientenzufriedenheit wird grundsätzlich zwischen dem Evaluationsmodell und dem Diskrepanzmodell differenziert.

Das Evaluationsmodell erfasst die Patientenzufriedenheit bzw. -unzufriedenheit hinsichtlich der medizinischen Behandlung, der medizinischen Einrichtung oder eines medizinischen Leistungsanbieters. Wichtig ist herauszustellen, dass der Patient sich subjektiv zu einer erfolgten Behandlung äußert. Da das Konstrukt der Patientenzufriedenheit mehrere Ebenen umfasst, handelt es sich um ein sogenanntes mehrdimensionales Konstrukt. So können bspw. einzelne Bereiche nochmals in Unterpunkte gegliedert werden. Blum (1998, zit. nach Porst, Neugebauer, 2001, S. 4) nennt folgende Dimensionen:

Dimension	Gegenstand der Dimensionen
Technische Versorgungsqualität	Qualität der fachlichen medizinischen Behandlung betrifft auch Pflege und Medizintechnik.
Psychosoziale Versorgungsqualität	Qualität der nicht-medizinischen Komponente, bspw. Höflichkeit und Hilfsbereitschaft gegenüber dem Patienten.
Zugänglichkeit	Wartezeiten, Öffnungszeiten, Terminvergabe → Frage danach wie leicht oder schwer der Zugang zu der medizinischen Leistung ist.
Räumlich-technische Ausstattung	Zimmerausstattung, hygienische und sanitäre Gegebenheiten, Beschilderung einer Einrichtung.

8

Behandlungsergebnis	Erfolg der medizinischen Behandlung
	→ zentraler Indikator!
Versorgungs-kontinuität	Fragt danach, ob der Patient über mehrere Behandlungssequenzen hinweg die gleiche Institution aufsuchen kann (bleibt meistens unberücksichtigt).
Finanzierung	Da die Finanzierung i. d. R. über Versicherungen geregelt ist, bleibt dieser Punkt überwiegend unbeachtet.
Verfügbarkeit	Betrifft die Versorgungsdichte in einer Region.

Tabelle 3: "Klassische" Dimensionen von Evaluationsmodellen

(Quelle: Eigene Darstellung nach Blum (1998, zit. nach Porst, Neugebauer, 2011, S. 5-6))

Der psychosozialen Versorgungsqualität wird i. d. R. eine große Bedeutung beigemessen. Anders als die technische Versorgungsqualität mit ihren konkreten medizinischen Abläufen sind psychosoziale Aspekte wie Hilfsbereitschaft oder Freundlichkeit für die Patienten leicht zu beurteilen. In Fragebögen für die Patienten wird die Dimension der räumlich-technischen Ausstattung meist auf die Zimmer- und Badezimmerausstattung bzw. öffentliche Bereiche bezogen, da andere Areale der Klinik (bspw. OP, Küche) für die Patienten nicht zugänglich sind. Hall und Dornan (1988 zit. nach Porst, Neugebauer, 2001, S. 6) fügen den in der Tabelle genannten Dimensionen noch zwei wesentliche hinzu. Sie erweitern die Zusammenstellung um die „Berücksichtigung allgemeiner Lebensprobleme des Patienten" und um „Information und Aufklärung".

Ein Diskrepanzmodell betrachtet die behandlungsunabhängigen Erwartungen, Ansprüche und Werte der Patienten. Erwartungen sind in diesem Zusammenhang definiert als „subjektive Wahrscheinlichkeit, dass ein Behandlungsaspekt ein bestimmtes Qualitätsniveau erreicht", Ansprüche betreffen „die subjektiv erwünschte Qualität eines Behandlungsaspektes" und der Wert beschreibt die „subjektive Relevanz eines Behandlungsaspektes".

Je nach dem Ausmaß, wie die drei beschriebenen Kriterien erfüllt werden, tritt die (Un-) Zufriedenheit in verschiedenen Ausprägungen auf:

| Hohe Zufriedenheit: Die tatsächliche Erfahrung übertrifft die Erwartungen & Ansprüche. |

| Zufriedenheit: Die Erwartungen und Ansprüche werden erfüllt. |

| Unzufriedenheit: Erwartungen & Anspüche bleiben unerfüllt. |

| Hohe Unzufriedenheit: Selbst niedrige (herabgesetzte) Erwartungen und Ansprüche bleiben unerfüllt. |

Abbildung 1: Veranschaulichung des Diskrepanzmodells

(Quelle: Eigene Darstellung nach Blum (1998 zit. nach Porst, Neugebauer, 2011, S. 7))

Die Abbildung wird komplementiert durch die subjektiven Werte, d. h., wie groß die Bedeutung eines Behandlungsaspektes für die Betroffenen ist. Grundsätzlich ist hierbei festzuhalten, dass zunehmende Relevanz eines Behandlungsaspektes die Patientenzufriedenheit entweder fördern oder beeinträchtigen kann. Für die Praxis bedeutet dies, dass Patienten zufrieden sind, wenn ein für sie sehr relevanter Aspekt (bspw. Schmerzreduktion) erfolgreich behandelt wird. Je weniger relevant ein Behandlungsaspekt ist, desto weniger schlimm ist es, wenn dieser nicht erfolgreich behandelt wird.

Die Herausforderung, der dieses Modell gegenübersteht, ist die Tatsache, dass die subjektiven Erwartungen, Ansprüche und Werte von Patienten unterschiedlich ausgeprägt sind.

Mit der Feststellung der Patientenzufriedenheit werden mehrere Ziele verfolgt. Neben einer Messung der **Qualität und der Effektivität** einer Einrichtung geht auch die **Imagebildung** einer Institution einher. Die Einbindung der Patienten in die Qualitätsmessung erhöht die soziale Akzeptanz und das Wohlbefinden der Patienten gilt nachweislich als Einflussgröße in Bezug auf Gesundheitsverhalten, Compliance, Gesundheitszustand und Behandlungserfolg (Ware & Davies, 1983, Williams & Calnan, 1991 zit. nach Klein, 2004, S. 9).

Doch nicht nur der „gute Ruf", der nach außen getragen wird, ist von Bedeutung, sondern er wirkt sich zudem auf die „**Compliance**" der Patienten aus. Eine positive Einstellung gegenüber einer behandelnden Institution trägt maßgeblich zu einer erfolgreichen Behandlung bei (Jager, 1998 zit. nach Porst, Neugebauer, 2001, S. 10). Generell gilt, dass „zufriedene Kunden bzw. Patienten" mit hoher Wahrscheinlichkeit bei erneutem Behandlungsbedarf wiederkommen. Wer hingegen unzufrieden ist, sich nicht gut behandelt, unterstützt und verstanden fühlt, wird sich bei einer zukünftigen Indikation sehr wahrscheinlich an einen anderen Anbieter wenden. Nicht zu unterschätzen ist dabei die sogenannte „Mund-zu-Mund-Propaganda", welche am Beispiel von Schwangeren leicht veranschaulicht werden kann: Bei der Wahl der Geburtsklinik für Erstgebärende spielt es auch eine Rolle, was andere Mütter in einem Geburtsvorbereitungskurs erzählen, die bereits ein Kind entbunden haben. Ob hier eine Klinik besonders positiv erinnert wird oder nicht, beeinflusst die Wahl für die Entbindungsstation einer Erstgebärenden mit hoher Wahrscheinlichkeit. Dabei wird ebenfalls deutlich, dass Hebammen oder überweisende Ärzte einen großen Einfluss auf ihre Patienten haben. Denn gerade Patienten, die (noch) nicht wissen, wo sie einen Eingriff durchführen lassen sollen, vertrauen vermutlich ihrem behandelnden Arzt, Physiotherapeuten oder einer Hebamme.

Für die evaluierenden Einrichtungen können Patientenumfragen dazu dienen, herauszustellen, bei welchen Versorgungsabläufen Schwachstellen vorliegen. Hierbei dient die Patientenbefragung als eine Art externe Leistungskontrolle und als internes Qualitätsinstrument (Fleischer, 1996 zit. nach Porst, Neugebauer, 2001, S. 10). Die Patientenbefragungen sind folglich auch Teil des internen Qualitätsmanagements. Stellt sich bspw. bei einer Umfrage heraus, dass eine bestimmte Station unbefriedigend bewertet wird, nicht aber das gesamte Klinikum, kann punktuell auf die Missstände eingegangen werden. Dabei handelt es sich um eine Längsschnittanalyse, d. h., einen Vergleich innerhalb der gleichen Einrichtung über einen Zeitraum hinweg.

Zuletzt ermöglichen Befragungen und ihre Auswertungen einen Vergleich von Einrichtungen der selben Versorgungsleistung untereinander (Querschnittanalyse). Besonders deutlich wird dies bspw. bei Umfragen eines Trägers wie der Deutschen Rentenversicherung, die Rehabilitanden verschiedenster Einrichtungen nach ihrer Zufriedenheit befragt hat. Aufgrund der Tatsache, dass die Rehabilitanden unterschiedlicher Einrichtungen den gleichen Fragebogen erhalten, ist die Vergleichbarkeit im Sinne einer Querschnittanalyse gewährleistet.

2.3 Patientenbefragung in der medizinischen Rehabilitation

Die Rehabilitation nimmt innerhalb der Gesundheitsversorgung eine spezielle Rolle ein. Im Mittelpunkt steht die Wiederherstellung der Funktions- und Leistungsfähigkeit. Dafür wird explizit die engagierte Mitwirkung des Patienten benötigt. Folglich kommt dem Verhältnis zwischen Behandelndem und Patient eine große Bedeutung zu. Im Idealfall werden die Behandlungsstruktur und -durchführung von einer aktiven Partizipation und Selbstbestimmung des Patienten begünstigt.

Die Folgen der Gesundheitsreform Ende der 1990er Jahre haben auch die Rehabilitationseinrichtungen zu spüren bekommen: Durch das Drängen auf kürzere Liegezeiten in Akutkrankenhäusern wächst der Druck, effiziente und effektive Rehabilitationsmaßnahmen anzubieten (Klein, 2004, S. 22). Zudem nehmen Rehabilitationseinrichtungen eine besondere Stellung ein, weil sie vergleichsweise häufig einen privaten Träger haben. Hierdurch ist der Druck am „Markt" bestehen zu müssen erhöht.

3 Praxisteil

3.1 Untersuchungsgegenstand und Zielsetzung

Die Problemstellung der vorliegenden Hausarbeit beschäftigt sich damit, dass zunehmend Beschwerden von Eltern, deren Kinder und Jugendliche sich in einer Rehabilitation befinden, bei der Klinikleitung eingehen. Bezugnehmend auf die zuvor erläuterte Theorie bedeutet dies, dass die Erwartungen, Ansprüche und Werte der Eltern bzw. Familien nicht ausreichend erfüllt werden (Abb. 1). Im Interesse der Behandlungsqualität und der Klinikreputation besteht ein dringender Handlungsbedarf zu eruieren, wodurch die Unzufriedenheit der Eltern zustande kommt.

Die Klinikleitung entscheidet sich dafür, mit einer Befragung möglichst genau herauszufinden, in welchen Bereichen der Rehabilitationseinrichtung Missstände vorhanden sind. Die Forschungsfrage zielt darauf ab, konkrete Bereiche zu identifizieren wie z. B. ärztliche Behandlung, Unterkunft, Verpflegung oder Klinikschule.

3.2 Methodisches Vorgehen

3.2.1 Forschungsdesign

Das Management entschließt sich für das Forschungsdesign eines Fragebogens zur quantitativen Datenerhebung, d. h., möglichst viele Rehabilitanden bzw. deren Eltern sollen nach dem Aufenthalt ihres Kindes zu ihrer Zufriedenheit befragt werden.

Das mehrdimensionale Konstrukt der „Patientenzufriedenheit" wird mit Hilfe geeigneter Items voll standardisiert. Zum einen ist so die Effizienz der Untersuchung größer und zum anderen sind die Daten vergleichbar. Die Objektivität ist weitestgehend gewährleistet, da kein Versuchsleiter die Beantwortung des Fragebogens beeinflusst. Es werden geschlossene Fragen verwendet.

Das Management prüft vorab, ob es bereits einen geeigneten Test für die Bedürfnisse der Klinik gibt. Bei der Recherche stößt das Team auf Rehabilitandenbefragungen der Deutschen Rentenversicherung. Diese versendet einige Wochen nach einer Rehabilitationsmaßnahme Fragebögen an die betroffenen Familien. Für Kinder unter elf Jahren ist der Fragebögen für die Eltern konzipiert, die diesen stellvertretend für ihr Kind ausfüllen. Kinder bzw. Jugendliche, die älter als elf Jahre sind, füllen den Fragebogen selbst aus. Weil die Fragebögen der Deutschen Rentenversicherung jedoch für eine Querschnittstudie konzipiert und dadurch relativ allgemein formuliert sind, erkennt das Management, dass es einzelne Aspekte differenzierter erfragen möchte.

Ein Erhebungsinstrument, das für die Längsschnittstudie innerhalb einer Klinik geeignet ist, ist der Fragebogen ZUF-8 (Schmidt, Lamprecht, Wittmann, 1989). Allerdings gilt hier die Empfehlung, diesen ab einem Alter von 16 Jahren auszufüllen. Dieser Fragebogen ist darüber hinaus mit seinen nur acht Fragen zwar zeitökonomisch, erfüllt allerdings nicht das Ziel, konkrete Bereiche ausreichend differenziert herausstellen zu können.

Außerdem findet sich noch der Freiburger Index für Patientenzufriedenheit (Miernik, 2011), der zwar ebenfalls sehr kurzgehalten, jedoch v. a. für Patienten nach postoperativen Eingriffen konzipiert wurde und für Rehabilitanden nicht geeignet ist.

Schließlich stößt das Management auf den „Patientenfragebogen zur medizinischen Rehabilitation", einer „Erlebnisorientierten Patientenbefragung" (EOP) (Klein, 2004). Kennzeichnend für diesen Fragebogen ist, dass er anhand konkreter Ereignisse die Patienten auffordert, Auskunft zu ihren Beobachtungen und ihrem subjektiven Erleben zu geben. Auf diese Weise wird das mehrdimensionale Zufriedenheitskonstrukt in seiner Vieldeutigkeit bestmöglich veranschaulicht. Dem Anliegen des Managements, die Qualität einzelner Klinikbereiche genauer zu erfragen wird mit der EOP Rechnung getragen. Weil jedoch auch dieser Fragebogen mit 77 Items sehr lang ist, entscheidet sich das Management dafür, die EOP als Ideengeber für die Qualitätsdimensionen zu verwenden. Allerdings soll den Eltern keine solch umfangreiche Befragung zugemutet werden.

3.2.2 Konzeption der Indikatoren und Items

Aufgrund des gesichteten Materials entschließt sich das Management letztendlich dazu in Anlehnung an die EOP einen eigenen, explizit auf die Kinderrehabilitanden und ihre Eltern ausgerichteten, Fragebogen zu entwerfen.

Dem Führungsteam der Klinik ist wichtig, dass im Vordergrund steht, an welchen Versorgungspunkten des Klinikums die Missstände auftreten.

Deshalb werden die in der Tabelle formulierten Indikatoren und Items konzipiert:

Indikatoren	Items
Ärzte	Dem Arzt war wichtig, was mein Kind in der Rehabilitation erreichen möchte.
	In Gesprächen mit dem Arzt hatte mein Kind ausreichend Zeit Fragen zu stellen.
	Mein Kind hat verstanden, was der Arzt ihm erklärt hat.
	Mein Kind konnte seine Ängste und Probleme gegenüber dem Arzt äußern.
	Mein Kind hat sich von seinem Arzt ernst genommen gefühlt.
	Der Arzt hat uns Eltern über den Therapieverlauf gut informiert.

	Als Eltern hatten wir das Gefühl, dass unser Kind in einer kompetenten ärztlichen Betreuung ist.
Pflege	Wenn mein Kind Fragen an die Pflegenden hatte, konnte es jemanden erreichen, der ihm weiterhalf?
	Wenn mein Kind Hilfe benötigte und klingelte, war einer der Pflegenden zeitnah da.
	Wenn mein Kind Hilfe benötigte, bspw. beim Ankleiden oder Duschen, fühlte es sich in seiner Intimsphäre respektiert.
	Als Eltern hatten Sie das Gefühl, dass Ihr Kind bei den Pflegenden in guten Händen ist.
Therapien	Ihr Kind hat seinen Therapie-Stundenplan gut verstanden.
	Zwischen den einzelnen Therapien hatte mein Kind genug Zeit, um von einem Ort zum nächsten zu gelangen.
	Mein Kind wusste, wofür es die jeweiligen Therapien erhielt.
	Mein Kind hatte innerhalb der Therapien stets die gleichen Ansprechpartner.
	Mein Kind hat verstanden, was die Therapeuten mit ihm besprochen haben.
Unterkunft / Verpflegung	Mein Kind konnte sich ohne Hindernisse (z. B. Schwellen, Stufen) in der Klinik bewegen.
	Meinem Kind hat sein Zimmer gefallen.
	Mein Kind hatte einen Rückzugsort, an dem es für sich sein konnte.
	Meinem Kind hat das Essen in der Klinik geschmeckt.
Klinikschule	Mein Kind konnte dem Unterrichtsstoff während der Reha gut folgen.
	Die Lehrer sind auf den Bildungsstand meines Kindes eingegangen.

	Die Lehrer zeigten Verständnis, wenn es meinem Kind nicht gut ging.
Freizeit-angebot	Mein Kind konnte einer Freizeitaktivität nachgehen, die ihm Spaß gemacht hat.
	Die vorhandenen Spielmöglichkeiten (Gruppenraum, Sport-platz) haben meinem Kind gefallen.
Entlassung	Mein Kind war auf seine Entlassung gut vorbereitet.
	Mein Kind kann jetzt besser mit seiner Krankheit umgehen als vor dem Aufenthalt in der Rehaklinik.
	Mit uns Eltern wurde alles besprochen, was wir zum Zeitpunkt der Entlassung zum Gesundheitszustand unseres Kindes wis-sen mussten.
	Ich würde anderen Eltern empfehlen, ihr Kind in die XY-Reha-bilitationsklinik zu schicken.
Bürokratie	Die Anmeldung meines Kindes in der Klinik funktionierte un-kompliziert.
	Bei formalen Fragen konnte man uns im Sekretariat weiterhel-fen.
	Die Entlasspapiere wurden uns zeitnah zugesandt.

Tabelle 4: Konzeption der Indikatoren und Items
(Quelle: Eigene Darstellung)

Die Indikatoren „Ärzte, Pflege und Therapien" bilden den Hauptbestandteil des Fragebogens. Sie erfragen einen der wesentlichen Aspekte, nämlich ob der Re-habilitand eine zufriedenstellende Behandlung erhalten hat.

Die Differenzierung zwischen Ärzten, Pflegenden und Therapeuten ist unab-dingbar. Bei der Auswertung des Fragebogens muss es möglich sein, etwaige Unzufriedenheit mit einer der drei Gruppen identifizieren zu können. Anders for-muliert, wäre es wenig zielführend nach der allgemeinen Zufriedenheit mit allen Behandelnden zu fragen. Sowohl für den Fall einer positiven als auch einer negativen Auswertung könnte man nicht zurückverfolgen, ob die Eltern und ihre Kinder mit den Ärzten, den Pflegenden oder den Therapeuten unzufrieden sind. Danach schließen Fragen zu „Unterkunft und Verpflegung" an, die sich sowohl auf das gesamte Klinikum als auch auf das Zimmer des Patienten beziehen. Die Kategorien „Klinikschule und Freizeitangebot" wurden speziell im Hinblick auf die Kinder-Rehabilitanden konzipiert.

Abschließende Fragen zur „Entlassung" sind klassischer Bestandteil eines Patientenfragebogens und fungieren u. a. als Rückschau dafür, ob sich der Klinikaufenthalt für den Betroffenen „gelohnt" hat bzw. ob seine Erwartungen erfüllt wurden. Die letzte Frage der Kategorie, ob die Befragten anderen Eltern die Rehabilitationsklinik empfehlen würden, verleiht der Zufriedenheitswertung der Eltern starken Ausdruck.

Auf der letzten Seite des Fragebogens werden soziodemographische Daten erhoben. Hierzu zählen: Geburtsjahrgang der Eltern, Alter des Kindes zum Zeitpunkt der Rehabilitation, Geschlecht des Befragten, Geschlecht des Kindes, höchster Bildungsabschluss des Befragten, Beruf, Familienstand und Muttersprache.

Zahlreiche Studien geben den Teilnehmern am Ende eines Fragebogens die Möglichkeit zu einem sogenannten „Fragebogen-Feedback". Das Klinikmanagement möchte darauf jedoch verzichten, weil die Eltern ohnehin schon zahlreiche Fragen bearbeitet haben. Somit endet der Fragebogen mit einem Dank an die Eltern für ihre Zeit und ihre Mithilfe zur Qualitätssicherung.

3.2.3 Aufbau des Fragebogens

Der Fragebogen umfasst neben einem aussagekräftigen Titel (bspw. „Ihre Meinung ist uns wichtig") eine kurze und eindeutige Fragebogeninstruktion. Diese Ausfüllanleitung zeigt zumeist an je einem Beispiel wie der Fragebogen „richtig" und wie er „falsch" ausgefüllt wird.

In der vorliegenden Hausarbeit wird eine vierstufige verbalisierte Antwort- bzw. Ratingskala verwendet und die Befragten dürfen ausschließlich eine der Antwortoptionen ankreuzen (siehe Beispiel). Der Rehabilitationsklinik ist es wichtig zu eruieren, ob die Befragten eine Leistung tendenziell eher als zufriedenstellend oder unbefriedigend einstufen. Eine mittlere Antwortskala, die häufig als

„Fluchtkategorie" (Porst, 2008 S. 81) genutzt wird, soll bewusst keine Verwendung finden.

Stellvertretend für den gesamten Fragebogen werden anhand der Qualitätsdimension „Fachkompetenz" und des Indikators „Ärzteschaft" drei Beispielitems für die Operationalisierung gegeben.

Die folgenden Fragen beziehen sich auf die Behandlung Ihres Kindes durch einen Arzt.	Stimme überhaupt nicht zu	Stimme eher nicht zu	Stimme eher zu	Stimme voll und ganz zu
Dem Arzt war wichtig, was mein Kind in der Rehabilitation erreichen möchte.				
In Gesprächen mit dem Arzt hatte mein Kind ausreichend Zeit, Fragen zu stellen.				
Mein Kind hat verstanden, was der Arzt ihm erklärt hat.				

Tabelle 5: Beispiel einer Indikatoren- und Item-Realisierung
(Quelle: Eigene Darstellung)

Der konzipierte Fragebogen umfasst acht Frageblöcke, die wegen einer besseren Übersicht mit hellen Farbtönen gegenseitig abgegrenzt werden. Es gilt darauf zu achten, dass zu Beginn leichte und schnell zu beantwortende Fragen gestellt werden, damit den Befragten der Einstieg erleichtert wird (Döring, Bortz, 2016, S. 406). Die Frageblöcke können durchaus mit Zwischenüberschriften gekennzeichnet werden, bspw.: „Wir stellen Ihnen nun Fragen zur Behandlung Ihres Kindes" (siehe Beispiel).

Nach der Beantwortung der Frageblöcke erfolgt eine Erhebung statistischer Angaben zu der befragten Person, bspw. Geschlecht, Alter, Bildungsabschluss, Tätigkeit oder Nationalität. Ggf. kann ein Fragebogen-Feedback eingesetzt werden. Im vorliegenden Fall wird darauf verzichtet, weil der Fragebogen mit acht Dimensionen bereits recht lang ist. Üblicherweise endet der Fragebogen mit einem Dank für die aufgebrachte Zeit und Mithilfe.

3.2.4 Stichprobe und Datenerhebung

Die Population stellt in der quantitativen Studie die Gesamtheit aller Fälle dar, über die mit einer Studie eine wissenschaftliche Aussage getroffen werden soll (Döring, Bortz, 2016, S. 292). Im vorliegenden Fall der Hausarbeit handelt es sich bei der Population um die Eltern der Rehabilitanden. Die wissenschaftliche Aussage soll Auskunft über die Zufriedenheit zum Behandlungsaufenthalt ihrer Kinder geben. Im Rahmen der Evaluation ist eine Vollerhebung geplant, d. h. allen Eltern wird der Fragebogen zugestellt, wenngleich davon auszugehen ist, dass nicht alle Eltern diesen auch ausfüllen werden.

Die Versendung des Fragebogens wird im Sinne der Testökonomie online erfolgen. Damit wird der Forderung der Testökonomie, dass der finanzielle und zeitliche Ressourcenaufwand in einem angemessenen Verhältnis zum diagnostischen Erkenntnisgewinn stehen müssen, Rechnung getragen (Moosbrugger, Kaleva, 2012, S. 21).

Im Rahmen einer studentischen Arbeit (bspw. Bachelorarbeit) käme bspw. der Befragungsserver „Unipark" der SRH Fernhochschule in Frage. Vorteilhaft ist, dass die Antwortdatensätze digital zur Verfügung stehen und keine händische Eingabe der Antwortauswahl erfolgen muss. Der Datensatz kann direkt in das Statistik-Programm SPSS importiert werden. Hierdurch werden einerseits Fehler vermieden und wird andererseits die Effizienz gesteigert. Einer tendenziell schlechteren Rücklaufquote bei Online-Fragebögen kann zum einen mit Erinnerungs-E-Mails Rechnung getragen werden oder mit der Verlosung eines Geschenks unter den Teilnehmern. Das Programm SPSS sichert, dass jeder versendete Link zu einer Befragung nur einmal verwendet werden darf.

Daran schließt sich die Datenaufbereitung an. Bei quantitativen Daten steht die Anonymisierung, Kodierung, Bereinigung und Transformation von numerischen Zahlenwerten sowie die Verarbeitung fehlender Werte im Mittelpunkt (Döring, Bortz, 2016, S. 584).

3.2.5 Pretest

Damit sichergestellt ist, dass v. a. die Testgütekriterien der Objektivität, Reliabilität, Validität, Skalierung, Normierung (Eichung) und Testökonomie gesichert sind (Moosbrugger, Kaleva, 2012, S. 8-21), muss nach der Konzeption des Studiendesigns und des Fragebogens ein Pretest durchgeführt werden. Ein Pretest gilt als unabdingbare Voraussetzung für die erfolgreiche Entwicklung eines Fragebogens (Reinhardt, Ornau, 2015, S. 23). Häufig wird nur das Prüfinstrument (bspw. Fragebogen) getestet. Porst (1998) betont jedoch, dass mit einem Pretest das gesamte Studiendesign geprüft werden muss.

Hierzu gehören selbstverständlich nicht nur das Erhebungsinstrument, sondern auch organisatorische Aspekte, die Stichprobenrealisierung, die Auswertung oder die Häufigkeitsverteilung der Antworten. Nichtsdestotrotz erfolgt auch eine Testung des Fragebogens v. a. hinsichtlich:

- Verständlichkeit der Fragen
- Reihenfolge der Fragen
- Kontexteffekte
- Technische Probleme mit dem Fragebogen (hier: Online-Umfrage)
- Zeitdauer der Befragung

Pretests lassen sich auf unterschiedliche Weise durchführen: Der „klassische Pretest" konzentriert sich i. d. R. darauf je nach Untersuchungsdesign mit einer bestimmten Stichprobengröße (N=10 bis N=100) eine exemplarische Erhebung durchzuführen. Aufgrund der beobachteten Schwierigkeiten bei einem solchen Testlauf können dann entsprechende Änderungen am Forschungsdesign und dem Erhebungsinstrument vorgenommen werden.

Weiterhin existieren „kognitive und Labor-Methoden". Hierzu zählt bspw. die „Think-aloud-Technik". Dabei wird die Befragungsperson aufgefordert, beim Ausfüllen eines Fragebogens „laut zu denken".

Der Pretest für die Befragung der Rehabilitanden in dieser Arbeit wird tendenziell klassisch durchgeführt. D. h. einer Stichprobe von 100 Personen bzw. Familien (N=100) wird der Fragebogen über die Online-Plattform „Unipark" zugesendet. Auf eine kognitive Methode wie der „think-aloud-Technik" wird verzichtet. Einerseits müsste hierfür ein Beobachter zur Verfügung stehen. Andererseits wird auf diese Weise zugleich überprüft, ob die technischen Bedingungen (bspw. die Übertragung der Daten von Unipark in SPSS) reibungslos funktionieren.

3.2.6 Datenanalyse und Interpretation der Ergebnisse

Mit der quantitativen Datenanalyse wird das zuvor aufbereitete Datenmaterial wissenschaftlich untersucht. D. h., dass nach einer Datenbereinigung zunächst eine deskriptive Stichprobenbeschreibung folgt. Darunter versteht man die Beschreibung der Stichprobe anhand zentraler soziodemografischer Merkmale wie Angaben zu den Häufigkeitsverteilungen, Mittelwerten und Streuungen hinsichtlich Geschlecht, Alter, Beruf und Bildung (Döring, Bortz, 2016, S. 617). Für den vorliegenden Fall kann so das Durchschnittsalter der Befragten als auch der Kinder angegeben werden. Ebenfalls lässt sich feststellen, ob tendenziell die Mütter oder die Väter den Fragebogen ausfüllen. Weiterhin kann die prozentuale Verteilung der unterschiedlichen Bildungsabschlüsse eruiert werden und wie viele der Befragten bspw. ledig oder verheiratet sind. Die Frage nach der Muttersprache kann ggf. im weiteren Verlauf der Analyse Aufschluss darüber geben, ob Nicht-Muttersprachler womöglich aufgrund von Verständigungsproblemen eine negativere Bewertung abgeben als Muttersprachler.

Weiterhin kann mit der deskriptiven Statistik bereits für jeden Indikator eine prozentuale Angabe der Antwortverteilung angegeben werden. Mit Hilfe von SPSS und den übertragenen Daten aus „Unipark" lassen sich recht schnell übersichtliche Grafiken wie Balken- oder Kreisdiagramme realisieren. Bereits mit dieser Methode lassen sich die Häufigkeitsverteilung der Items darstellen und es könnte sichtbar gemacht werden, wie hoch der jeweilige Prozentsatz einer Antwortskala (bspw. „trifft voll und ganz zu") ist. Hinweise auf die Unzufriedenheit der Eltern lassen sich auf diese Weise erkennen.

Mit der **Inferenzstatistik** (schließende Statistik) können Populationsparameter geschätzt oder theoretisch angenommene Relationen zwischen Populationen (bspw. Zusammenhänge) geprüft werden (Hypothesenprüfung) (Döring, Bortz, 2016, S. 612-613). Welche Art von Signifikanztest hierfür verwendet wird, hängt von der Skalierung der Variablen ab.

Beispielhaft könnte aufgrund der prozentualen Verteilung der deskriptivstatistischen Analyse auffallen, dass ein Zusammenhang zwischen dem Bildungsabschluss der Eltern und der Zufriedenheit des Klinikaufenthaltes liegt. Um die

Beobachtung inferenzstatistisch zu prüfen, müssten folgende Hypothesen aufgestellt werden:

H_0:   Zwischen dem Bildungsabschluss der Eltern und der Zufriedenheit mit dem Klinikaufenthalt ihrer Kinder liegt kein Zusammenhang vor.

H_1:   Zwischen dem Bildungsabschluss der Eltern und der Zufriedenheit mit dem Klinikaufenthalt ihrer Kinder liegt ein Zusammenhang vor.

Mit Hilfe eines Chi-Quadrat-Tests könnte in SPSS festgestellt werden, ob für die erhobene Stichprobe hier ein Zusammenhang besteht oder nicht. I. d. R. wird hierfür ein Signifikanzniveau von $\alpha = 0,05$ bzw. 5 % festgelegt. Die Nullhypothese wird dann verworfen, wenn das Ergebnis des Chi-Quadrat-Tests unter $\alpha = 0,05$ bzw. 5% liegt.

4 Diskussion

Die Patientenevaluation ist ein viel verwendetes Mittel um einerseits die Zufriedenheit der Patienten zu überprüfen und damit auch das Image eines Hauses zu kontrollieren. Andererseits können Schwachstellen (bspw. lange Wartezeiten) innerhalb einer Institution festgestellt werden, was dem internen Qualitätsmanagement zuträglich ist. So können etwa kürzere Wartezeiten langfristig zu Einsparungen und/oder höheren Gewinnen führen, weil etwa mehr Patienten in einem Zeitraum behandelt werden als zuvor. Nicht außer Acht gelassen werden darf jedoch, dass eine Patientenbefragung nicht ausreicht, um eine Klinik in ihrer Gesamtheit zu evaluieren. Hierfür müssen auch ganze Abteilungen und Mitarbeiter, je nach Zielsetzung, befragt werden.

Die vorliegende Befragung stellt einen Sonderfall dar, denn es werden nicht die Patienten, sondern deren Eltern befragt. Es ist zwar anzunehmen, dass Erziehungsberechtigte meistens im Bild über den Krankheits- und Behandlungsverlauf ihrer Kinder sind. Allerdings sind es eben nicht die Behandelten selbst, die befragt werden.

Folglich wäre zu überdenken, ob in Rückbesinnung auf das Vorgehen der Deutschen Rentenversicherung, ein Fragebogen für Jugendliche (bspw. ab 12

Jahren) sinnvoll ist. So könnte bspw. geprüft werden, ob die Beurteilung der Eltern mit der ihrer Kinder hoch signifikant korreliert oder ob es durchaus Abweichungen gibt. Dennoch würde das „Problem" für die gesamte Zielgruppe unter 12 Jahren bestehen bleiben. Hinzu kommt, dass ein Studiendesign, das zwei Populationen befragt, selbstverständlich komplexer ist. Ungewiss bleibt ebenso, inwiefern die Eltern den jüngeren Kindern beim Ausfüllen des Fragebogens eventuell helfen und/oder diese (auch ungewollt) beeinflussen. An dieser Stelle muss sich eine Klinik die Frage stellen, ob der Aufwand ökonomisch realisierbar ist und in einem richtigen Verhältnis zu dem geplanten Nutzen steht. Aufgrund der genannten Bedenken wurde im Rahmen dieser Hausarbeit die Befragung der Kinder selbst außen vorgelassen.

5 Fazit und Ausblick

Die vorliegende Arbeit hat das Konstrukt der Patientenzufriedenheit erkundet und den Stand der wissenschaftlichen Forschung zusammengefasst. Dabei wurde deutlich, dass in der gesichteten Literatur zu dieser Thematik bislang keine Einigung auf eine allgemeine Definition gefunden wurde. U. a. ist dies darauf zurückzuführen, dass es sich um ein mehrdimensionales Konstrukt handelt und folglich die Grenzen zwischen Zufriedenheit und Unzufriedenheit zum einen intrapersonell fließend sind und zum anderen interpersonal stark schwanken.

Die Wahl der in dieser Hausarbeit verwendeten Qualitätsdimensionen orientierte sich z. T. an der „Ereignisorientierten Patientenbefragung" (EOP) (Klein, 2004). Weil jedoch der besondere Fall von Kinder-Rehabilitanden und deren Eltern vorliegt, wurden dem Fragebogen bewusst die Dimensionen „Freizeitmöglichkeiten" und „Klinikschule" hinzugefügt. Während die Datenerhebung von Klein (2004, S. 72) mit „paper-pencil-Fragebögen" erfolgte, wurde die Datenerhebung in dieser Arbeit mit einem Online-Fragebogen. Der Vorteil dieser Methode liegt darin, dass die Daten verhältnismäßig schnell in das Statistikprogramm SPSS übertragen werden können. Mit Hilfe von deskriptivstatistischen Methoden kann für die vorliegende Patientenbefragung mit prozentualen Angaben die Zufriedenheitsverteilung für die einzelnen Abteilungen veranschaulicht werden. Mittels inferenzstatistischer Methoden wie einem Chi-Quadrat-Test können z. B. Korrelationen unterschiedlicher Paramter überprüft werden.

Die Recherchen zu dieser Arbeit zeigten, dass Umfragen zur Patientenzufriedenheit im Sinne des Qualitätsmanagements bzw. -dokumentation fester Bestandteil sind. Es fällt jedoch auf, dass zahlreiche Einrichtungen ihre Umfragen mit selbst konzipierten Fragebögen durchführen. Kritisch hinterfragt werden sollte dabei, inwiefern solche Tests den Gütekriterien entsprechen. Hinzu kommt, dass zwischen verschiedenen Kliniken und Praxen keine verlässlichen Vergleiche gezogen werden können, höchsten Tendenzen und Anhaltspunkte.

Grundsätzlich ist denkbar, in der Rehabilitationsklinik eine 360-Grad-Umfrage durchzuführen. Bei einem vermehrten Beschwerdeaufkommen der Eltern könnte vermutet werden, dass sich die Missstände von Abteilungen nicht nur in Bewertungen der Eltern widerspiegeln, sondern auch in Befragungen der Angestellten. Problematisch ist jedoch die Testökonomie. Ein solches Verfahren ist kostspielig, erfordert eine umfangreiche Planung und arbeitsintensive Auswertung.

Literaturverzeichnis

Bruggemann, A. (1974). Zur Unterscheidung verschiedener Formen von Arbeitszufriedenheit. In: Arbeit und Leistung 28, S. 281-284.

Donabedian, A. (1980). Explorations in quality assessment and monitoring. Volume 1. The definition of quality and approaches to its assessment. Ann Arbor: Health Administration Press.

Döring, N., Bortz, J. (2016) Forschungsmethoden und Evaluation in den Sozial- und Humanwissenschaften, 5. Aufl., Berlin.

Eid, M., Gollwitzer, M., Schmitt M. (2010). Statistik und Forschungsmethoden. 1. Aufl., Weinheim.

Gerdes, N. &. Weis, J. (2000). Zur Theorie der Rehabilitation. In: Bengel, J. & Koch, U. (Hrsg.). Grundlagen der Rehabilitationswissenschaften. Themen, Strategien und Methoden der Rehabilitationsforschung, Berlin.

Jacob, G. & Bengel, J. (2000). Das Konstrukt Patientenzufriedenheit. Eine kritische Bestandsaufnahme. In: Zeitschrift für klinische Psychologie, Psychiatrie und Psychotherapie, 48, 280-301.

Klein, K. (2004). Ereignisorientierte Patientenbefragung - Entwicklung und Validierung eines ereignisorientierten Fragebogens zur Bewertung der stationären medizinischen Rehabilitation, Dissertation, Universität Freiburg i. Br.

Miernik, A. (2011). Der Freiburger Index für Patientenzufriedenheit (Freiburg Index of Patient Satisfaction FIPS), Erstellung und Validierung eines neuen psychometrischen Instruents zur Erfassung der Behandlungszufriedenheit, Dissertation, Universität Freiburg i. Br.

Moosbrugger, H., Kaleva, A. (2012). Testtheorie uns Fragebogenkonstruktion, 2. Aufl., Berlin.

Pawils, S., Trojan, A., Nickel, S., Bleich, C. (2012). Kunden- beziehungsweise Patientenzufriedenheit. In: Bundesgesundheitsblatt 2012, S. 1183-1189.

Porst, R. (2008). Fragebogen, Ein Arbeitsbuch, 1. Aufl., Wiesbaden.

Onlinequellen-Verzeichnis

Bundesgesundheitsministerium, Qualitätssicherung im Krankenhaus, abgerufen am 07.12.2020 unter: https://www.bundesgesundheitsministerium.de/qualitaet-krankenhausversorgung.html.

Porst, R. (1998). Im Vorfeld der Befragung: Planung, Fragebogenentwicklung, Pretesting. (ZUMA-Arbeitsbericht, 1998/02). Mannheim: Zentrum für Umfragen, Methoden und Analysen -ZUMA-. https://nbn-resolving.org/urn:nbn:de:0168-ssoar-200484 abgerufen am 08.12.2020.

Porst, R., Neugebauer, B. (2001). Patientenzufriedenheit: ein Literaturbericht. (ZUMA-Methodenbericht, 2001/07). Mannheim: Zentrum für Umfragen, Methoden und Analysen -ZUMA-. https://nbn-resolving.org/urn:nbn:de:0168- ssoar-48754-1, abgerufen am 25.11.2020.

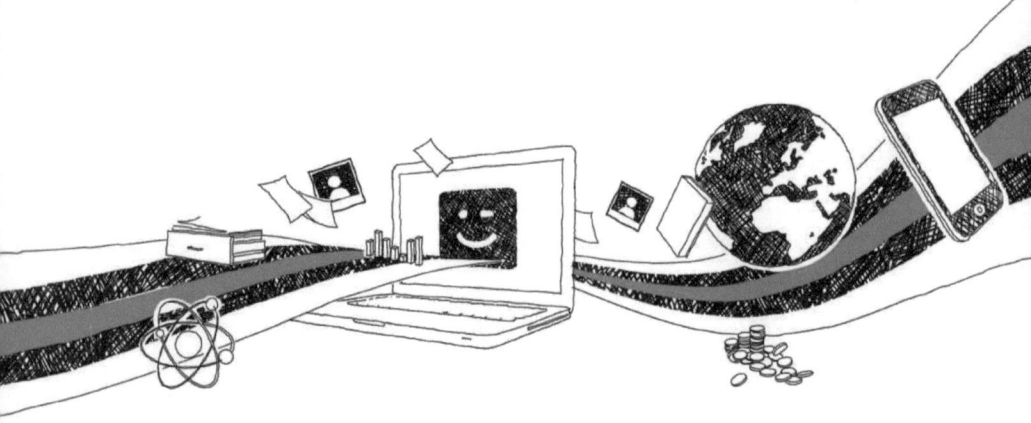
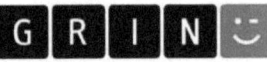